"健康·家庭·新生活" 指南

膝痛退散！

5分钟

快速运动自救法

闫琪 张耀南 人邮体育 编著

人民邮电出版社

北京

图书在版编目（CIP）数据

膝痛退散！：5分钟快速运动自救法 / 闫琪，张耀南，人邮体育编著. -- 北京：人民邮电出版社，2024.6
（"健康·家庭·新生活"指南）
ISBN 978-7-115-64288-2

Ⅰ. ①膝… Ⅱ. ①闫… ②张… ③人… Ⅲ. ①膝关节－疼痛－运动疗法 Ⅳ. ①R684.05

中国国家版本馆CIP数据核字(2024)第081905号

免 责 声 明

内 容 提 要

本书共4章，第1章简要介绍了膝关节小知识，第2章讲解了膝关节疼痛的常见原因，第3章针对膝关节内侧、前侧和外侧慢性疼痛人群给出了自我缓解膝痛的方案，第4章告诉读者可以通过一些好习惯来避免膝痛的发生。本书图文并茂，动作讲解配合文字说明和视频，方便读者理解和掌握。本书专为膝关节慢性疼痛人群编写，可以帮助他们了解膝关节疼痛的相关知识并通过练习来缓解膝痛。

◆ 编　　著　闫　琪　张耀南　人邮体育
　　责任编辑　刘日红
　　责任印制　彭志环
◆ 人民邮电出版社出版发行　　北京市丰台区成寿寺路 11 号
　　邮编　100164　　电子邮件　315@ptpress.com.cn
　　网址　https://www.ptpress.com.cn
　　北京瑞禾彩色印刷有限公司印刷
◆ 开本：880×1230　1/32
　　印张：2.75　　　　　　　　　2024 年 6 月第 1 版
　　字数：63 千字　　　　　　　2024 年 6 月北京第 1 次印刷

定价：39.80 元
读者服务热线：(010)81055296　印装质量热线：(010)81055316
反盗版热线：(010)81055315
广告经营许可证：京东市监广登字 20170147 号

作者简介

闫琪

国家体育总局体育科学研究所研究员，博士，中国老年医学学会运动健康分会常委；美国国家体能协会认证体能训练专家（CSCS）；国家体育总局备战奥运会体能训练专家组成员；国家体育总局教练员学院体能训练培训讲师；多名奥运会冠军运动员的体能教练；中国人民解放军南部战区飞行人员训练伤防治中心专家；曾多次到不同部队进行讲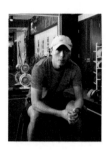座和提供体能训练指导；获"科技奥运先进个人"荣誉称号和"全国体育事业突出贡献奖"等奖项；主编《膝关节功能强化训练：预防损伤、缓解慢性疼痛与提升运动表现》《腰部功能强化训练：预防损伤、缓解慢性疼痛与提升运动表现》等多部图书。

张耀南

北京医院骨科主任医师，北京大学副教授，博士研究生；中华医学会运动医疗分会、中华医学会骨质疏松与骨矿盐疾病学分会、中国医师协会骨科医师分会肩肘外科工作委员会、中国医师协会骨科医师分会关节镜学组委员，北京医学会运动医学分会常务委员，北京医学会肩肘医学分会委员，北京医学会骨科学分会关节镜学组、关节学组委员，北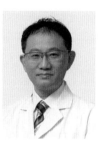京医学会骨质疏松和骨矿盐疾病分会青年委员兼秘书；从事医学工作30年，先后于日本、韩国、新加坡、英国、德国和美国进修访学；负责及参与多项科研项目；拥有发明专利6项；主编及参与编著图书11部，发表中、英文期刊论文54篇。

前言

　　亲爱的读者，膝关节是我们身体中承担着重要功能的关节之一，但它也常常是身体疼痛的源头之一。或许你正受到膝关节疼痛的困扰，或许你想要预防未来可能出现的膝关节疼痛问题，不论你处于何种情况，本书都将成为你的良师益友。

　　膝关节疼痛可能源于多种原因，而了解这些原因是解决膝关节疼痛的第一步。从膝关节的构造到肥胖对膝关节健康的影响，再到常见的膝关节损伤类型，本书将为你揭示膝关节疼痛的秘密。这不仅是一本关于膝关节健康的图书，更是一本关于运动和积极生活态度的图书。让我们一起迈出第一步，通过运动告别疼痛，让健康与活力伴随你的每一步。

　　通过了解膝关节疼痛的原因、日常姿势的调整方式、自我缓解膝痛的技巧和养成良好的日常习惯，你将逐步了解如何减轻甚至消除膝关节疼痛的困扰。让我们一起开始吧，告别膝关节疼痛，自己也可以！

在线视频访问说明

本书提供了部分动作在线视频和附赠资源，您可以按照以下步骤，获取并观看本书在线视频和附赠资源。

1. 点击微信聊天界面右上角的"+"，弹出功能菜单（图1）。点击"扫一扫"，扫描下方二维码。

2. 添加企业微信为好友后（图2）：

   - 若首次添加企业微信，即可获取本书在线视频和附赠资源；
   - 若非首次添加企业微信，需进入聊天界面并回复关键词"64288"。

3. 点击弹出的视频链接，即可直接观看视频和附赠资源。

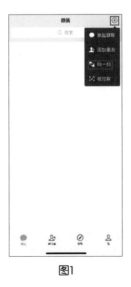

图1

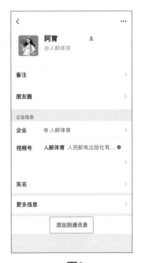

图2

本书阅读指南

动作名称
每个动作的名称。

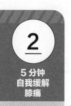

2

5 分钟
自我缓解
膝痛

自我缓解膝关节前侧慢性疼痛

仰卧挺髋训练

训练时间

每组8~10次，重复2~3组，组间间歇30秒

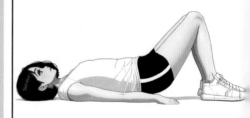

身体呈仰卧姿势，双腿屈膝，双脚着地，双手放于体侧，臀部微微抬离地面。

训练时间
每个动作的训练组数和次数，每两组之间有间歇时间。

56

动作序号
每个动作依次排列的序号。

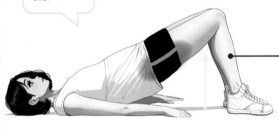

仰卧挺髋可以训练髋关节正确的动作模式，这个动作不仅可以增强臀部和腹部肌肉，还有助于改善腰部的灵活性和稳定性。动作过程中要保持身体稳定，避免双腿向外打开。

知识点
练习的相关知识点，可以更好地对动作进行研究。

全程保持核心收紧

动作图片
用图片展示每个动作的步骤，方便读者学习。

2

核心收紧，髋部向上顶起至躯干与大腿呈一条直线，并在肌肉收紧至最大限度时保持1～2秒。然后有控制地放下髋部至即将接触地面。重复规定次数。

训练步骤
关于每个动作的详细的步骤文字解说，参照图片就可以知道在此动作中，身体的每一个部位该如何去做。

57

动作要点
在掌握此动作的过程中，需要注意的地方。

所用工具

这里介绍一下本书会用到的工具。大部分工具可以从体育用品商店或网上商城购买，部分工具还可以用日常用品替代。

瑜伽垫 瑜伽垫带有弹性，可以起到缓冲的作用，增加舒适感，减少磕伤。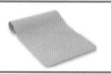

 弹力带有良好的延展性能，可用于力量练习和拉伸练习，可根据需要选择不同的阻力值。 **弹力带**

筋膜球 圆形小球，有弹性，和网球大小差不多，主要用于身体局部激痛点的按摩。

如果家里没有筋膜球，也可以用网球替代，使用方法与筋膜球一致。

泡沫轴 形状为圆柱形，重量轻，材料有软硬之分，用来滚压筋膜和肌肉，让软组织得到放松。不建议使用材质过硬或表面有较大凸起的泡沫轴。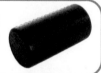

靠椅和毛巾 靠椅和毛巾可以辅助执行很多力量和拉伸练习。靠椅要结实稳定。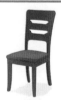

哑铃 哑铃主要用于肌肉力量训练，哑铃重量从轻到重可分为多个等级，可根据自身实际情况来选择合适的哑铃。

目 录 Contents

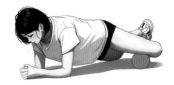

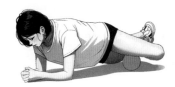

第 3 章　5 分钟自我缓解膝痛

第 4 章　养成好习惯，和膝痛说拜拜

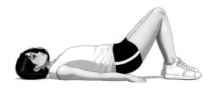
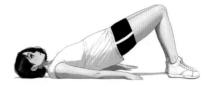

第 1 章

膝关节
小知识

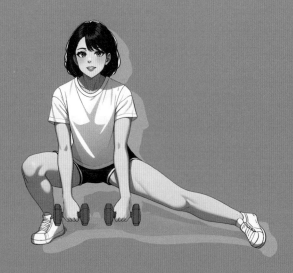

膝关节的构造和功能

膝关节的解剖结构

膝关节是人体中最复杂的关节之一，由股骨下端、胫骨上端和髌骨包围在囊状结构内形成。股骨下方的关节面与胫骨上方的关节面共同构成椭圆形的关节，即胫股关节。同时，股骨下端的前面与髌骨的关节面形成了滑轮状的关节，即髌股关节。因此，膝关节实际上是由这两个关节组成的，属于椭圆滑车关节。

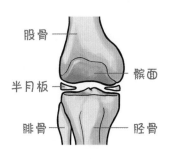

膝关节关节面（前面）　　　膝关节关节面（后面）

膝交叉韧带位于关节面的中央，具有强大的韧性，能够防止关节运动时胫骨的不正常位移。它分为前交叉韧带和后交叉韧带。前交叉韧带起源于股骨外侧髁前面内侧，向前斜向下，止于胫骨前面。后交叉韧带起源于股骨内侧髁后面，向后斜向下，止于胫骨后面。

胫侧副韧带位于膝关节内侧，从股骨内侧髁向下，止于胫骨内侧髁。其在伸膝时紧张，有助于防止膝关节过伸。腓侧副韧带位于膝关节外侧，从股骨外侧髁向下，止于腓骨头。与胫侧副韧带类似，腓侧副韧带在伸膝时紧张，可预防膝关节过伸。

髌韧带位于膝关节前面，从髌骨的下侧向下止于胫骨，有助于伸膝并稳定膝关节。腘斜韧带位于膝关节后面，从股骨外侧髁斜向下止于胫骨内侧髁，起到维持膝关节稳定、防止膝关节过伸的作用。

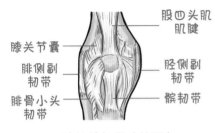

膝关节韧带（前面）

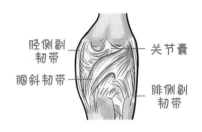

膝关节韧带（后面）

半月板是位于股骨和胫骨关节面之间的两块半月形纤维软骨板。它们具有缓冲、润滑、减小关节摩擦、保护关节的作用。内侧半月板较大，呈 C 形；外侧半月板较小，呈 O 形。这两者共同协作，提供额外的支持和保护，有助于维持膝关节的健康。

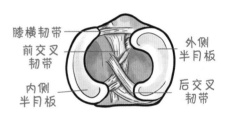

膝关节半月板

膝关节是人体最大的关节之一，具有复杂而精密的解剖学结构。这些结构共同协作，使膝关节具有支撑、运动和吸收冲击力的功能。任何这些结构的损伤或异常都可能导致膝痛、运动障碍和其他问题。因此，对于膝关节的健康和功能而言，维持这些解剖结构的平衡和稳定至关重要。

膝关节的运动

　　由于膝关节属于椭圆滑车关节，因此具有两个运动轴。在矢状面上，小腿可以在膝关节处绕冠状轴进行屈伸运动，这是膝关节最主要的功能。在水平面上，小腿可以在膝关节处绕垂直轴做轻微的旋内和旋外运动。

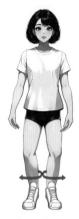

膝关节的旋外

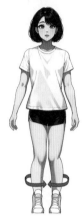

膝关节的旋内

　　促使膝关节屈曲的肌肉主要是腘绳肌、缝匠肌、股薄肌、腘肌和腓肠肌等。而使膝关节伸展的肌肉主要是股四头肌。

　　使膝关节旋内的肌肉主要是半腱肌、半膜肌、缝匠肌、股薄肌和腘肌。而使膝关节旋外的肌肉主要是股二头肌。这些肌肉共同协作，确保膝关节在各个方向上保持稳定和正常运动。

膝关节屈曲（向后）和伸展（向前）

● 步行时下肢肌肉的运动

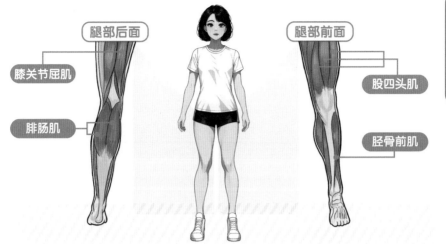

腿部后面
膝关节屈肌
腓肠肌

腿部前面
股四头肌
胫骨前肌

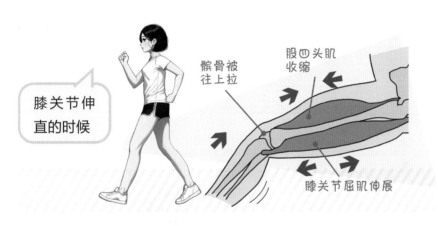

膝关节伸直的时候

髌骨被往上拉
股四头肌收缩
膝关节屈肌伸展

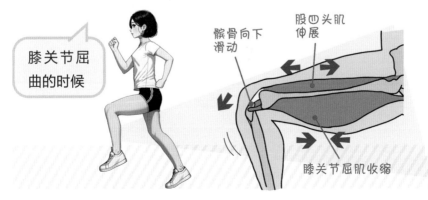

膝关节屈曲的时候

髌骨向下滑动
股四头肌伸展
膝关节屈肌收缩

慢性膝关节疼痛

什么是慢性膝关节疼痛

● **慢性疼痛的定义**

膝关节是身体中活动最频繁的部位。在直立姿势下，膝关节负担了大部分体重；而在行走时，膝关节需要承受 3 ~ 8 倍的体重。在进行上下楼梯、跑步等活动时，膝关节承受的负担更大。此外，每次起身、行走、奔跑时，膝关节都要不断地屈曲和伸展。因此，这样频繁地活动容易让膝关节承受过多的负担，从而引发膝痛，影响日常生活。

膝痛的初期症状可能表现为在膝关节屈伸时感觉轻微不适，如僵硬感或膝关节活动困难。这个阶段通常容易被忽视。随着病情的发展，膝关节在活动时可能出现明显的疼痛，并伴有"嘎嗒、嘎嗒"的摩擦声。如果症状进一步加重，膝关节的屈伸动作会受到限制，因为疼痛剧烈，所以步行也会变得困难。这些症状可能是膝痛逐渐发展的结果，可能会发展为慢性膝痛，需要及时关注和处理。

慢性膝关节疼痛是指超过三个月的持续性或间歇性疼痛。

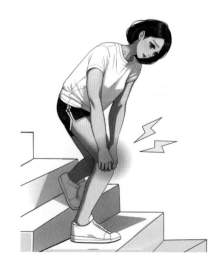

它可能源自初始的急性伤害，如一次膝关节扭伤，但随后进入一个复杂的、持久的状态。慢性膝关节疼痛的特点是它的持续性和对患者日常生活的深刻影响，包括睡眠障碍、活动限制和情绪波动。有时大脑为了保护我们，就会决定是否让我们感到疼痛。因此，疼痛被认为是大脑的一种警报机制，旨在保护我们免受进一步伤害。

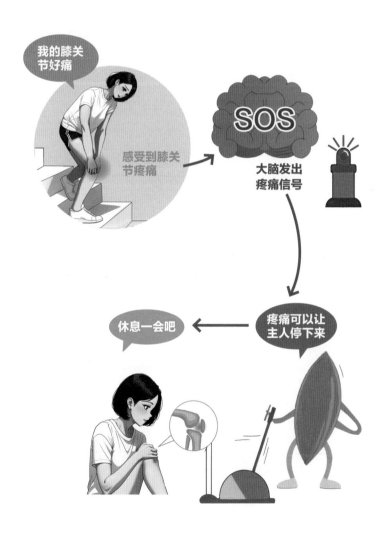

17

肥胖如何影响膝关节健康

肥胖与膝关节疾病的关联

膝关节是支撑人体重量并实现运动的关键关节。如果身体存在肥胖问题，将增加膝关节的负担。因此，为了避免给膝关节增加额外负担，肥胖人群最好采取减肥措施。

肥胖不仅会导致心脑血管疾病，还会引起关节炎。专家指出，体重过重会加剧膝关节的负担，加速关节软骨的磨损。

随着年龄的增长，人体的新陈代谢减缓，容易导致体重增加。在这个阶段，关节软骨的退化也开始显现。肥胖还与现代生活方式密切相关。随着饮食丰富和步行机会减少，肥胖的人群逐渐增多。

有些人的脂肪分布在大腿和臀部，被称为"梨形肥胖"。虽然在外观上影响较大，但对健康的威胁较小。然而，"苹果形肥胖"者，即腰围较大的人，体内脂肪主要堆积在内脏，最容易引起膝关节疼痛。

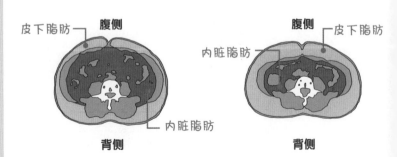

随着人们年龄的增长，能量消耗降低，容易导致肥胖。建议肥胖人士每天通过进行一些轻量运动来减轻体重，减少对膝关节的冲击，这对保护膝关节至关重要。

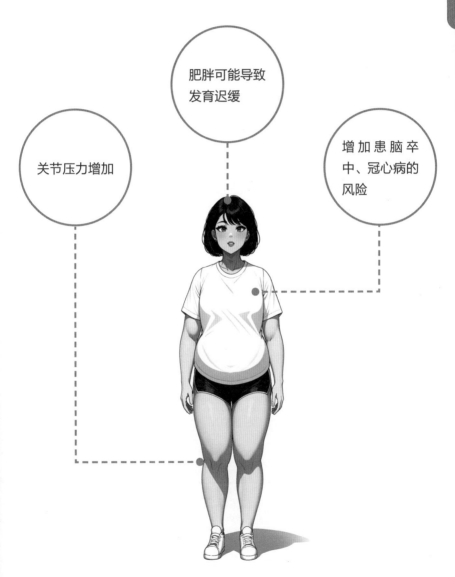

肥胖可能导致
发育迟缓

关节压力增加

增加患脑卒中、冠心病的风险

膝关节损伤的常见类型

髂胫束摩擦综合征

髂胫束摩擦综合征是指髂胫束与股骨外上髁反复摩擦引起的无菌性炎症，导致膝关节外侧出现疼痛症状，多见于中长跑者。其主要症状包括膝关节外侧疼痛，尤其在跑步和下坡时疼痛加剧，同时伴有髋外展力量降低等。产生这种综合征的主要原因包括长期跑步或在自行车运动中髂胫束与股骨外上髁反复摩擦、阔筋膜张肌紧张、臀中肌力量不足，以及膝关节炎症等。

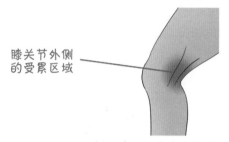

膝关节外侧的受累区域

髂胫束摩擦综合征示意图

内侧半月板损伤

内侧半月板损伤常见于冲击性运动或伴有大量扭转动作的运动，如篮球、足球、橄榄球等。发生损伤时，患者膝关节内侧会有肿胀和疼痛，伴有屈膝动作时可能出现"咔嚓"声响。内侧半月板损伤的主要原因包括极速变向或转动过程中膝关节扭转、下肢过度承重且旋前、膝关节碰撞等。

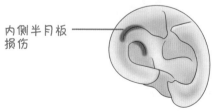

内侧半月板损伤

内侧半月板损伤示意图

髌骨软化

髌骨软化在跑者中相当普遍，主要是由于跑步过程中长时间重复运动，使得膝关节承受较大的压力，导致髌骨反复摩擦而引起的。其主要症状包括膝关节前方疼痛，且这种疼痛时有时无，特别是在深蹲和下坡时，疼痛更为显著。

产生髌骨软化的主要原因包括下肢过度承重且旋前、髂胫束过于紧张、髌骨错位、患有下交叉综合征，以及长时间进行例如跑步类的重复性运动等。因此，对于跑者来说，合理控制跑量、注意训练姿势、及时休息和进行适当的康复锻炼都是预防髌骨软化的重要措施。

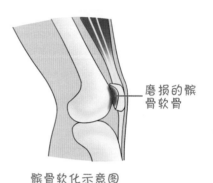

磨损的髌骨软骨

髌骨软化示意图

髌腱炎

髌腱炎常见于经常进行跳跃类或变向运动（如篮球、田径、排球等）的运动员中。患者会感觉髌骨下方疼痛，特别是在伸膝时，这种疼痛感更为明显。

产生髌腱炎的主要原因包括下肢过度承重且旋前、患有下交叉综合征、核心稳定性不足，以及在跳跃类运动中反复伸膝等。这些原因共同作用，使得髌腱承受的压力过大，引起炎症反应。

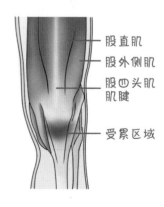

股直肌

股外侧肌

股四头肌肌腱

受累区域

髌腱炎示意图

膝关节损伤的常见类型

股四头肌肌腱炎

股四头肌肌腱炎是一种常见于跑步、跳跃等需要快速启动或骤停的运动中的疾病。

产生股四头肌肌腱炎的主要原因包括股四头肌过度使用、下肢过度承重且旋前、核心稳定性不足，以及既往损伤未完全康复就进行运动等。这些原因共同作用，使得股四头肌肌腱承受过度应力，导致炎症的发生。因此，在进行需要快速启动或骤停的运动时，合理控制股四头肌的使用量，保持核心稳定性，并确保既往损伤完全康复，都是预防股四头肌肌腱炎的关键措施。

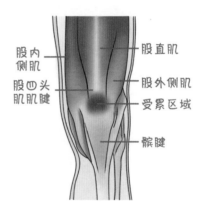

股内侧肌

股四头肌肌腱

股直肌

股外侧肌

受累区域

髌腱

股四头肌肌腱炎示意图

第 2 章

膝关节疼痛的秘密

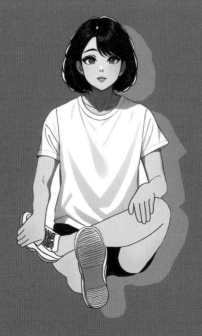

1

膝关节疼痛
的秘密

如何在早期察觉膝痛

早期察觉膝痛的关键在于警觉日常生活中膝关节的细微变化。膝痛最初的迹象可能表现为进行正常活动时膝关节的轻微不适或僵硬感。这种初期的感觉尽管轻微，却是膝痛开始侵扰我们生活的先兆。

随着时间的推进，这种不适感可能会逐渐加剧。当你发现膝关节在活动时发出轻微的响声，或者感觉到膝关节存在明显的疼痛，尤其是在进行负重更大的活动，如上下楼梯或跑步时，这是疼痛已经开始影响到膝关节正常功能的标志。

因此，在膝痛的早期阶段，重要的是要留意并认真对待任何轻微的不适感或疼痛，及时采取措施，如适当休息、减轻对膝关节的负担，以及进行专门的膝关节加强练习，来避免疼痛的恶化。这种早期的警觉和预防措施能够帮助维护膝关节的健康，防止膝痛问题进一步发展。

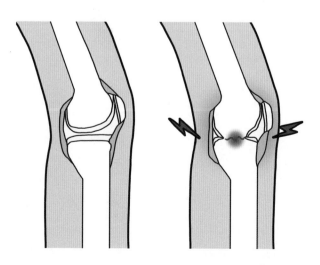

膝关节是这样活动的

只是单纯的站立，膝关节也会持续负重。活动的时候，膝关节将承受更大的负重

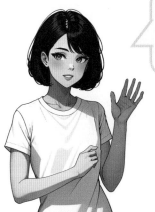

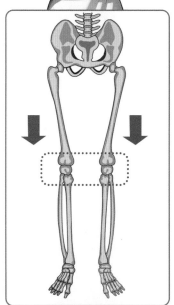

再加上膝关节每日无数次的屈伸，膝关节承受很大的负担

步行的时候

如果体重是60千克

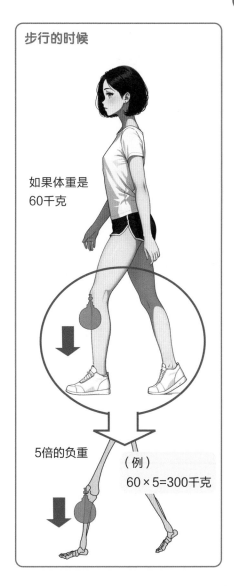

5倍的负重

（例）
60×5=300千克

膝关节疼痛的原因

膝关节疼痛的主要原因

膝关节疼痛的成因复杂多样，但归纳起来，主要可以分为以下四类，每一类都会对我们的日常生活产生不同程度的影响。

● 退行性变化所致膝痛

随着年龄的增长，膝关节的软骨逐渐磨损，韧带和肌肉的质地也会发生老化，这是导致膝痛最常见的原因之一。膝关节炎或特发性骨坏死便是导致这类疼痛的代表性原因。这种类型的膝痛通常与长期的磨损和撕裂有关，反映了关节软骨逐渐磨损导致的骨与骨之间的直接摩擦。

- 关节软骨磨损
- 韧带老化
- 骨刺的形成等

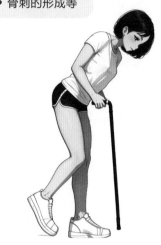

● 其他疾病所致膝痛

类风湿关节炎等自身免疫性疾病也常引起膝关节疼痛。此外，身体平衡失调可能会增加腰部负担，从而间接导致膝关节疼痛。这类疼痛通常是因为炎症或疾病导致的关节内部变化而引起的。

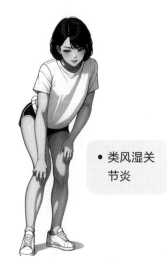

- 类风湿关节炎

● 外伤史所致膝痛

运动伤害或其他外伤也是膝痛的一个重要原因。这些外伤包括骨折、韧带损伤或半月板损伤等，它们可能破坏了膝关节的结构和功能，影响负重平衡，进而导致疼痛。即使伤害发生在很久以前，也可能因为损伤部位的长期疼痛或功能障碍而成为膝痛的根源。

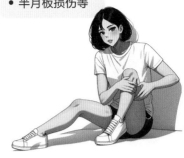

- 骨折
- 韧带损伤
- 半月板损伤等

● 膝关节过度使用所致膝痛

日常生活中膝关节的过度使用也是导致膝痛的一个常见原因。频繁参与剧烈运动、长时间搬运重物、经常穿高跟鞋或长时间跪坐的人群中，膝痛的发生率较高。这是因为过度使用增加了膝关节的负担，导致软组织疲劳或损伤，从而引发疼痛。

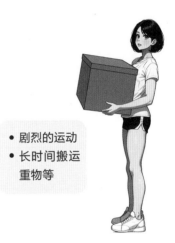

- 剧烈的运动
- 长时间搬运重物等

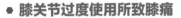

深入了解膝痛的主要成因是为了能够有针对性地采取预防措施。明确引起膝痛的原因后，我们能够更有效地调整生活习惯，加强对关节的保护，从而减少膝痛的发生和发展。这可能包括管理体重、避免长时间站立或跪着、选择合适的运动方式，以及加强相关肌群的锻炼。通过有针对性的预防措施，我们可以最大限度降低患膝痛的风险，维护关节健康，提高生活质量。

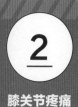
什么是膝关节炎

了解膝关节炎

膝关节炎是一种常见的关节退变性疾病，其发病机制主要是膝关节内的软骨逐渐磨损和损伤，进而引发关节滑膜的炎症和关节结构的逐步退变。

● 发病因素

年龄：膝关节炎主要影响中老年人，随着年龄的增长，关节软骨的退化速度加快，增加了患病风险。

肥胖：体重过重会增加膝关节的负担，尤其是在行走或进行其他负重活动时，会对膝关节软骨造成额外的压力和损伤。

炎症：某些类型的膝关节炎可能涉及关节内的炎症反应，这种炎症可能会损伤关节软骨和其他关节结构。

膝关节外伤史：曾经发生的膝关节伤害，如韧带撕裂或骨折，可能导致关节结构的改变，增加未来发展成膝关节炎的风险。

遗传因素：家族史和遗传倾向在某些情况下也可能影响个体发展成膝关节炎。

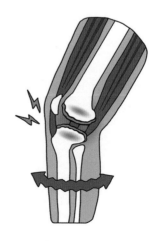

● **疾病特征**

　　膝关节炎的主要特征是膝关节软骨的退行性变化和骨质增生。这会导致关节缓冲和润滑减少，进而引发关节疼痛、僵硬和功能受限。长期受影响的关节可能会出现形态变化，如关节周围的骨质增生。

● **其他影响因素**

　　除了上述主要因素，不正确的走路姿势、长时间的下蹲姿势，以及膝关节长期受寒也可能是诱发或加重膝关节炎的因素。这些因素可能会加剧关节软骨的损伤或增加关节内的压力。

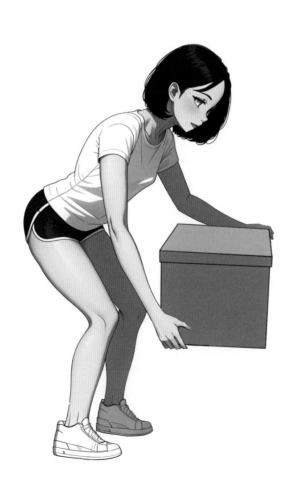

什么是膝关节炎

引起全身关节疼痛的类风湿关节炎

另外一个经常引起膝痛的问题是类风湿关节炎。类风湿关节炎是一种影响全身的慢性疾病。尽管类风湿关节炎常被视为老年人常见疾病，但实际上它也越来越多地影响到年轻人。其属于自身免疫性疾病，由于免疫系统错误地攻击身体组织，会导致炎症、疼痛甚至关节变形。

类风湿性关节炎的典型症状为受累关节晨僵。不少患者在早晨醒来时会感到关节僵硬和肿胀，这种情况可以持续数小时，严重影响日常生活。值得注意的是，虽然炎症常从手指开始，但也有相当一部分患者首先感到膝关节疼痛和不适。

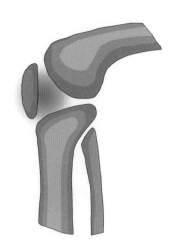

比较一下类风湿关节炎和膝关节炎

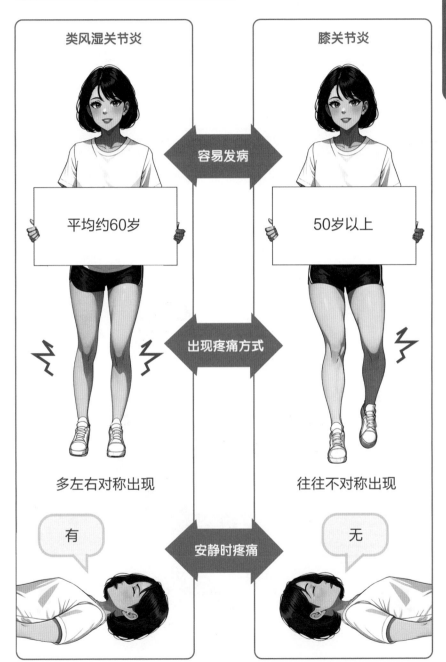

类风湿关节炎

膝关节炎

容易发病

平均约60岁

50岁以上

出现疼痛方式

多左右对称出现

往往不对称出现

有

无

安静时疼痛

减少膝关节疼痛的日常姿势

日常生活中引起膝痛的因素有很多。注意动作和姿势，就有可能远离疼痛。让我们一起看看正确的日常姿势是怎样的。在生活中保持正确的姿势是维持膝关节健康的有效方法。学会正确的坐姿、站姿和走姿，有利于脊柱发挥正常的功能，减少膝关节疼痛的发生。

● **正确的坐姿**

正确坐姿的标准如下。双脚分开，距离与肩同宽；大腿与躯干的角度成 90 度。背部挺直，且最好不要靠在椅背上。肩部自然下沉放松。从背面看时，双肩连线和躯干中线垂直，正确坐姿是身体呈三个直角。

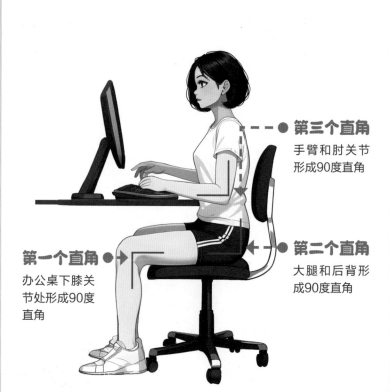

第三个直角
手臂和肘关节
形成90度直角

第二个直角
大腿和后背形
成90度直角

第一个直角
办公桌下膝关
节处形成90度
直角

● **正确的站姿**

正面观察：头部应该端正，没有倾斜或扭转的现象。双肩应该保持在同一高度，放松下沉。双脚应该与臀部保持同宽，脚尖朝前。

侧面观察：耳朵、肩部、脊柱、脚踝这几个部位可以从上到下连成一条直线。

背面观察：从后颈到臀部中心，这些点应该在一条垂直于地面的直线上。双脚的中间位置也应该在同一条垂直于地面的线上。

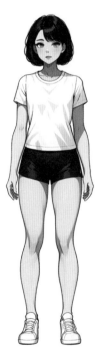 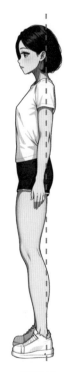 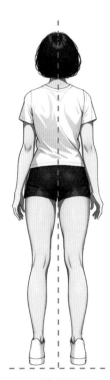

正视图　　　　　　　侧视图　　　　　　　后视图

● **正确的走路姿势**

正确的走路姿势对于维持身体健康和仪态是非常重要的。以下是正确的走路姿势的描述。

上半身：昂首挺胸，保持头部昂起，目视前方，不低头或仰头。挺拔姿势，保持背部直立，避免驼背或弯腰；肩部放松，让肩膀自然下沉，不要耸肩；手臂自然前后摆动，手肘略微弯曲，不要过于僵硬或紧张。

下半身：步伐应该是大腿带动小腿前进，而不是小腿单独前进；先脚跟着地，再脚尖着地，每一步应该从脚跟着地开始，然后逐渐向前滚动到脚尖着地，这有助于平稳地行走。

正确的走路姿势有助于保持身体的平衡，减轻关节的压力。同时，它还能够传递出自信和优雅的形象，使走路变得更加轻松和自然。通过正确的走路姿势，全身肌肉也能得到锻炼，有益于整体的健康。

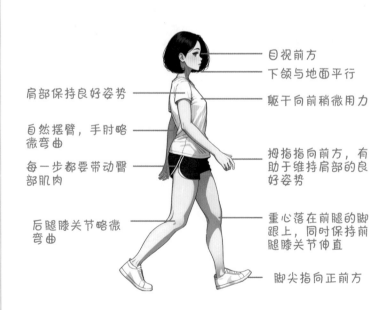

肩部保持良好姿势

自然摆臂，手肘略微弯曲

每一步都要带动臀部肌肉

后腿膝关节略微弯曲

目视前方

下颌与地面平行

躯干向前稍微用力

拇指指向前方，有助于维持肩部的良好姿势

重心落在前腿的脚跟上，同时保持前腿膝关节伸直

脚尖指向正前方

● **正确的开车姿势**

　　长时间驾驶容易引发身体不适，这是由于司机不良的驾驶姿势导致的。

　　一些司机把座椅调整得过于靠后，靠背倾斜太多，使身体远离方向盘，这会导致背部过度伸展，腰部无法保持自然曲线。

　　还有一些司机把座椅调整得非常靠近方向盘，导致背部过度弯曲，下肢缺乏活动空间，膝关节屈曲并保持在不舒适的位置。

　　为了自由活动，座椅位置至关重要。要确保开车时腰部紧贴椅背，双脚放在踏板上，可以适当调整座椅高度，使膝关节稍高于大腿根部。此外，可以适度调整座椅背角度，使肘部轻微弯曲；还可以在腰部放置一个缓冲垫，以减轻腰部肌肉的紧张。

　　不管坐姿多舒适，长时间保持姿势不变都会导致肌肉僵硬。因此，务必定时休息并进行轻微的身体活动，以帮助放松肌肉。

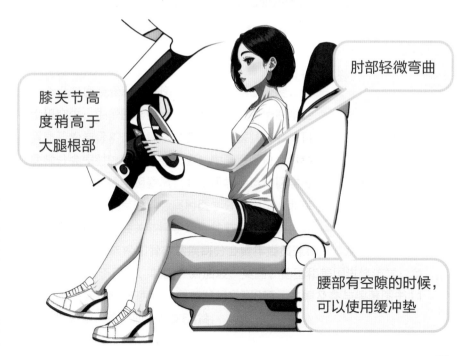

肘部轻微弯曲

膝关节高度稍高于大腿根部

腰部有空隙的时候，可以使用缓冲垫

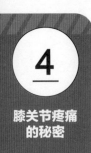
体
态
问
题
引
发
的
膝
关
节
疼
痛

　　不良的体态会导致膝关节承受额外的压力，最终可能导致膝关节疼痛或损伤。例如，如果你的体重不平衡地分布在双腿上，其中一条腿可能会承受更多的重量，这就增加了膝关节的压力。另外，不正确的骨盆位置也可能导致膝关节处于不稳定的状态，从而容易受伤。

　　膝关节常见体态如下。

● 膝关节过度伸展

　　即膝关节（胫股关节）在承重时伸展超过中立位置，达到超过 0 度的状态。正常情况下，观察膝关节的侧面轮廓，可以从膝关节到踝部画出一条垂直于地面的虚拟线，这条线在健康的膝关节中将胫骨平分。然而，在膝关节过度伸展的情况下，这种平衡被打破，导致小腿的大部分位于该垂直线的后方。识别膝关节过度伸展最有效的方法是在矢状面（侧面视图）上观察站立姿势。此外，从后方观察时，可以注意到小腿和腘窝区域异常突出；而从前方观察时，则可见到髌骨下移。这种体态可能与多种骨骼肌肉问题相关，包括股骨内旋、膝外翻或内翻、O 形腿，以及距下关节的过度内翻等。

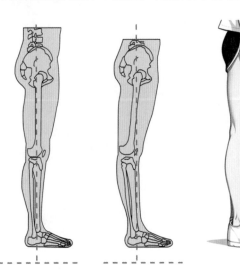

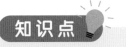

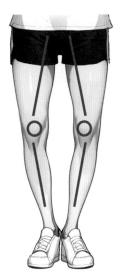

知识点

如果你的膝关节存在过度伸展，你该怎么做呢?

- 日常活动中的膝关节体态监控：患者应在日常活动中持续监控和调整膝关节的位置，避免过度伸展或不自然的姿势。
- 静态姿势的膝关节对线练习：在静止状态下（如站立或坐着时），注意维持膝关节的良好对线；特别是在站立时，应避免膝关节长时间锁定；坐着时，避免将脚背翘起，这种姿势可能导致膝关节过度伸展和后部组织拉伸。
- 动态功能性运动中的膝关节对线：在进行如从坐姿到站立、爬楼梯等动态功能性运动时，应练习保持膝关节的正确对线，确保运动过程中膝关节的稳定性。

● O 形腿

　　正常情况下，股骨（大腿骨）和胫骨（小腿骨）在膝关节处形成一个特定的角度，大约为 195 度，这个角度反映了膝关节的健康对线状态。当这个角度小于 180 度时，便表现为膝关节内翻，通常被称为"O 形腿"。O 形腿是一种常见的畸形体态，其中膝关节向内弯曲，导致腿部形成类似于"O"字形的外观。

体态问题引发的膝关节疼痛

判断 O 形腿的严重程度可以通过观察患者站立时股骨内侧髁（膝关节下方大腿骨的突出部分）之间的距离以及踝关节内侧的距离来确定。股骨内侧髁之间的距离增大，通常意味着 O 形腿的体态更为严重。我们也可以通过观察腿部的形态来识别轻微的膝内翻和胫骨屈曲。

这种体态的特点是股骨的外旋（大腿骨的旋转）和足部的旋后（脚的旋转），通常伴随着髋关节的内旋（髋部的旋转）和膝关节的过度伸展。这些复杂的关节和骨骼动作相互作用，形成了 O 形腿。如果出现了 O 形腿的问题，膝关节往外的角度每增加 5 度，就会给膝关节内侧增加 50% 的压力。

知识点

如果你是 O 形腿，你该怎么做呢？

- 识别和调整不良站姿：注意识别那些可能加剧膝内翻的站姿，尤其是在疲劳时习惯性地将体重转移到一条腿上的情况。努力分散体重，保持双腿均匀支撑。
- 主动拉伸髋部内旋肌：虽然这些肌肉的拉伸可能增大膝关节外侧的间隙，但通过谨慎和正确的方法，可以有效地增加髋部的灵活性，减少对膝关节的不良影响。
- 加强髋部外旋肌：通过特定的练习，如俯卧位髋关节伸展和桥式运动，来加强髋部外旋肌，以支持膝关节的稳定性和正确对线。
- 拉伸髋部内收肌：注意在拉伸时不要造成膝关节外侧紧张，以避免加剧膝内翻。

● X 形腿

当股骨（大腿骨）和胫骨（小腿骨）在膝关节处形成角度发生异常变化时，我们常称之为膝外翻。膝外翻意味着膝关节的对齐方式不正常，它看起来有点像字母"X"，因此又叫"X 形腿"。出现 X 形腿问题时，内侧的胫骨和股骨之间的角度超过了正常范围（195 度）。这种情况不仅会影响膝关节的功能，还可能导致一系列骨骼和姿势问题。

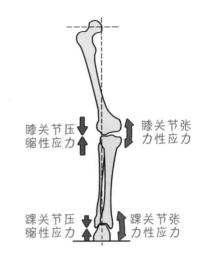

膝关节压缩性应力   膝关节张力性应力

踝关节压缩性应力   踝关节张力性应力

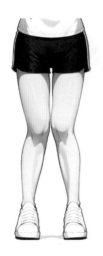
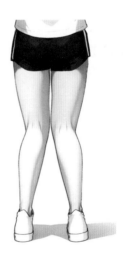

从发育的角度来看，小朋友在过了 O 形腿的阶段后，在 3 ~ 6 岁时最有可能出现些许 X 形腿的情形，这仍属于正常的生理发育。但到 6 岁之后，就应该恢复正常了。X 形腿的人容易伴随功能性扁平足、胫骨外转、内八步态、骨盆外转等问题。因此，X 形腿除了不美观之外，也会让身体的受力失衡。

体态问题引发的膝关节疼痛

如果你是 X 形腿，你该怎么做呢？

- 维持正确的站姿：避免懒散的站姿，因为这可能会加剧膝外翻。注意站立时的姿势，确保重量均匀分布在两条腿上，不要将过多的重量转移到一条腿上。此外，坐下时也应避免用脚绕着椅腿，因为这可能会增加膝关节和踝关节内侧的压力。

- 主动拉伸肌肉：拉伸髋部内收肌和外展肌是有益的，因为阔筋膜张肌和髂胫束可能会缩短。在拉伸内收肌时，膝关节屈曲位可能比伸展位更合适，因为伸展位可能加剧膝外翻体态。使用网球来进行拉伸或寻找阔筋膜张肌激痛点也是一种方法。

- 使用泡沫轴：泡沫轴可以用来缓解髂胫束的张力。但要小心使用，确保不会对膝关节产生不必要的压力。特别注意，对于骨质疏松症患者，泡沫轴可能会对大腿外侧施加相当大的压力。

- 避免高强度运动：如果可能的话，避免参加高强度的运动，因为这些运动会增加膝关节的应力，进一步压缩和拉紧相关结构。

- 考虑膝关节护具和矫正器：膝关节护具可以作为一种可选方案，它们可以在负重时减轻疼痛，但不能矫正骨骼结构。

5 分钟

自我缓解

膝痛

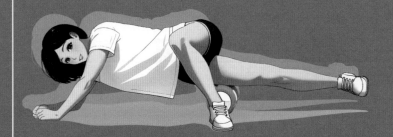

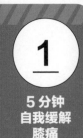

自我缓解膝关节内侧慢性疼痛

俯卧呼吸训练

 训练时间

每组10～15次，重复2
～3组，组间间歇30秒

1

调整正确的呼吸
模式，协助维持
机体稳态

身体放松，俯卧在垫子
上，双手叠放在额下，用
鼻腔吸气，大约用时4秒左
右，胸廓尽量保持不动；
屏气2秒。

头部处于自然位置，
颈椎保持中立

身体放松

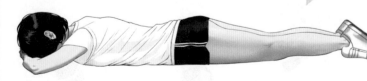

俯卧呼吸训练是一种强调利用腹部呼吸进行训练的方法。这种训练可以加强呼吸肌肉，促进更深的呼吸，提高肺活量，并有助于放松紧张的肩颈区域。

深而缓慢地呼吸，主要集中在腹部

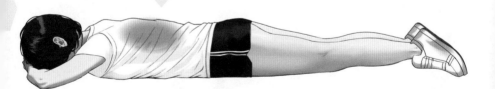

2

用嘴呼气，大约用时6秒，将气体缓缓呼出。呼气的同时，腹部收缩，尽量将气体呼出。重复练习规定次数。

43

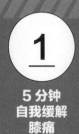

自我缓解膝关节内侧慢性疼痛

筋膜球按压足底训练

 训练时间

每侧、每组30~60秒，
重复2~3组

> 不要耸肩

> 双手叉腰，保
> 持身体稳定，
> 不要晃动

身体呈站立姿势，双手
叉腰。筋膜球置于左脚
下方并来回滚动。

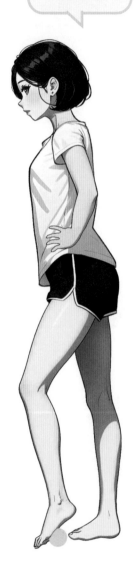

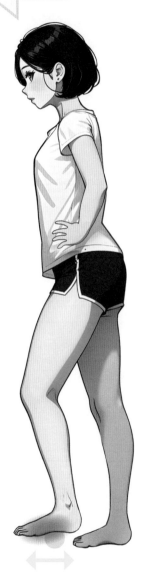

滚压过程中保持身体稳定

2

保持身体姿势不变，筋膜球滚动至规定时间后，换另一侧进行该动作。

筋膜球按压足底训练是一种有效的自我松解的方法，有助于促进足底筋膜的血液循环、缓解紧张和疼痛，并提高足部的灵活性。这种练习可以在日常生活中进行，特别是对于长时间站立、行走或运动的人群。

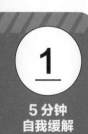
自我缓解膝关节内侧慢性疼痛

筋膜球按压大腿内侧激痛点训练

 训练时间

每侧、每组30~60秒，
重复2~3组

激活并放松大腿
内侧肌群，促进
膝关节周围软组
织功能恢复

滚压过程中保
持身体稳定

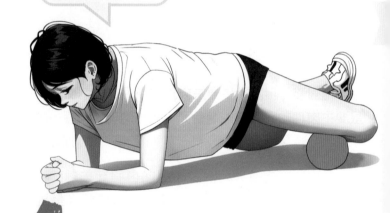

身体呈俯卧姿势，双臂屈肘撑地，右腿伸直，左腿屈曲
并外展，筋膜球置于左侧大腿下方。身体移动，使筋膜
球在大腿处来回滚动。

使用筋膜球按压大腿内侧的激痛点可以缓解大腿内侧肌肉的紧张，促进血液循环，提高肌肉的柔韧性。如果在训练过程中感觉异常或疼痛，建议停止训练并咨询医生。

在滚动的过程中，找到特别敏感或紧张的点

使用适度的压力，将体重转移到筋膜球上

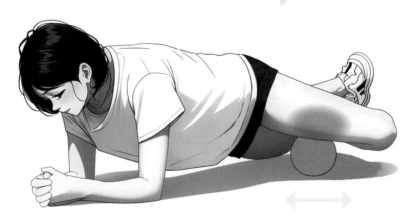

2

保持身体姿势不变，筋膜球滚动至规定时间后，换另一侧继续进行该动作。

自
我
缓
解
膝
关
节
内
侧
慢
性
疼
痛

单腿站立训练

 训练时间

每侧、每组15～60秒，重复2～3组，组间间歇30秒

此训练可以增加下肢平衡性和稳定性

不要耸肩

练习过程中始终保持身体稳定

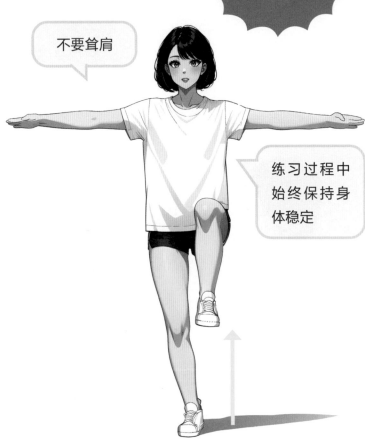

身体呈单腿站姿，左腿上抬，髋关节与膝关节均呈90度，双臂伸直向两侧平举。保持身体稳定至规定时间后，换另一侧进行该动作。

膝关节内扣纠正训练

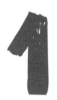

1

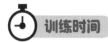 **训练时间**

每侧、每组8～10次，
重复2～3组，组间间
歇30秒

保持身体稳定

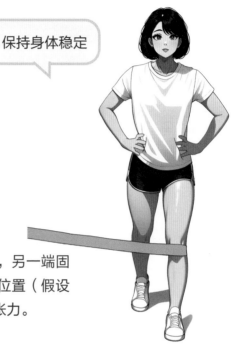

弹力带一端绑在左腿膝关节处，另一端固
定在身体右侧与膝关节等高的位置（假设
下蹲时左腿内扣），保持一定张力。

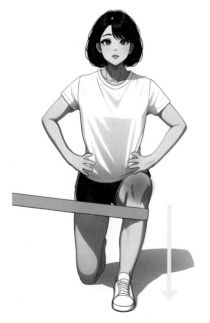

2

保持躯干直立，屈髋屈膝至左
大腿与地面平行，右腿膝关节
几乎触地。恢复至起始姿势，
重复规定次数。

自我缓解膝关节内侧慢性疼痛

弹力带单腿硬拉训练

 训练时间

每侧8～10次，重复2～3组，组间间歇30秒

> 选择适合自己的弹力带阻力值

> 动作过程中保持躯干与抬起的腿呈一条直线，避免髋部旋转

身体呈站姿，双臂自然置于身体两侧，双脚并拢且脚尖朝向正前方。左脚踩住弹力带的一端，同时将弹力带的另一端从右侧肩膀上方绕过，使弹力带具有一定张力。

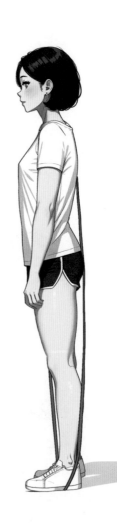

弹力带单腿硬拉训练有助于强化下肢功能力量，同时可以增加下肢的稳定性。在练习过程中注意保持核心收紧，并避免过度摆动，选择适合自己的弹力带阻力值，避免在训练中产生疼痛。

向前屈髋俯身，同时双臂向两侧伸直打开至侧平举，左腿微屈支撑身体，右腿向后伸直上抬至约与地面平行，保持1~2秒。恢复至起始姿势，重复规定次数后，换另一侧进行这个练习。

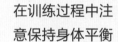

在训练过程中注意保持身体平衡

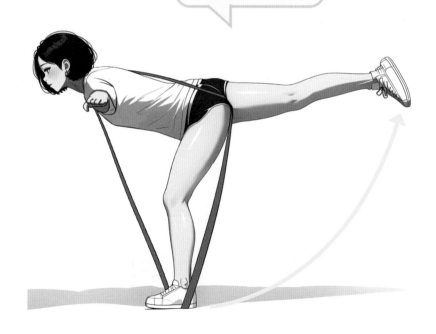

自我缓解膝关节前侧慢性疼痛

仰卧呼吸训练

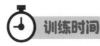
训练时间

每组10～15次，重复2～3组，组间间歇30秒

将注意力集中在呼吸上，逐渐使呼吸变得更加深沉和放松

1

身体放松，仰卧在垫子上，双手叠放在腹部，双膝屈曲，双脚并拢，用鼻腔缓缓吸气，大约用时4秒，胸廓尽量保持不动，感觉双手被腹部向上和向两侧顶起；然后屏气2秒。

深而缓慢地呼吸，吸气时使腹部隆起

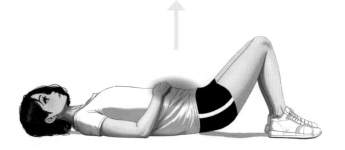

仰卧呼吸训练可以激活膈肌，降低易紧张的肌肉的张力，协调维持机体稳态。运动过程中，注意保持节奏缓慢，持续进行吸气和呼气。

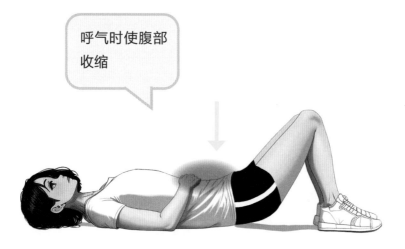

呼气时使腹部收缩

2

用嘴缓缓将气体呼出，大约用时6秒，并在呼气的同时收缩腹部，以尽量将气体呼出。重复练习规定次数。

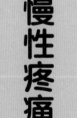
自我缓解膝关节前侧慢性疼痛

筋膜球按压大腿前侧激痛点训练

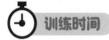 训练时间

每侧、每组30~60秒，重复2~3组，组间间歇30秒

激活并放松大腿前侧肌群，促进膝关节周围软组织功能恢复

滚压过程中保持身体稳定

使用适度的压力，将体重转移到筋膜球上，逐渐增加压力

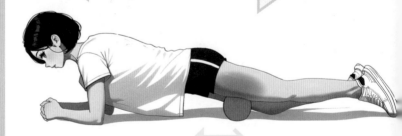

身体呈俯卧姿势，双臂屈肘撑地，左腿伸直，筋膜球置于左侧大腿下方，右腿自然屈膝支撑于地面。双臂和右腿推地带动身体移动，使筋膜球在左侧大腿处来回滚动。滚动至规定时间后，换另一侧进行该动作。

静态拉伸小腿前侧训练

 训练时间

每侧、每组20～30秒，重复2～3组，组间间歇30秒

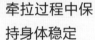

牵拉过程中保持身体稳定

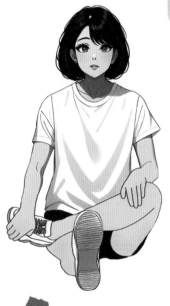

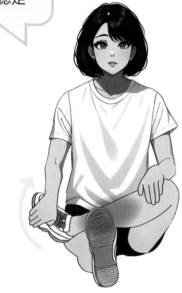

1

身体呈坐姿，右腿伸直，左腿屈曲置于右膝之上，左手握住左膝，右手握住左脚。

2

右手将左脚向后拉动，直至左小腿前侧肌肉有中等强度的拉伸感。保持规定时间后，换另一侧进行该动作。

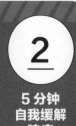

自我缓解膝关节前侧慢性疼痛

仰卧挺髋训练

⏱ **训练时间**

每组8~10次，重复2~3
组，组间间歇30秒

身体呈仰卧姿势，双腿屈膝，双脚着地，双手放于体
侧，臀部微微抬离地面。

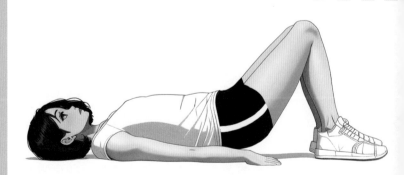

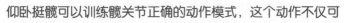

仰卧挺髋可以训练髋关节正确的动作模式，这个动作不仅可以增强臀部和腹部肌肉，还有助于改善腰部的灵活性和稳定性。动作过程中要保持身体稳定，避免双腿向外打开。

全程保持核心收紧

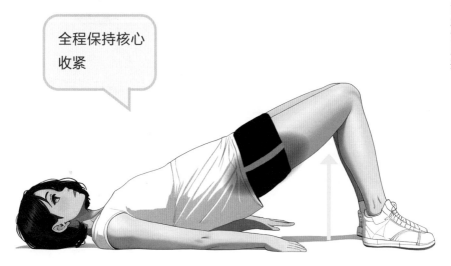

2

核心收紧，髋部向上顶起至躯干与大腿呈一条直线，并在肌肉收紧至最大限度时保持1~2秒。然后有控制地放下髋部至即将接触地面。重复规定次数。

自我缓解膝关节前侧慢性疼痛

站姿抬臂屈曲髋关节训练

 训练时间

每组8～10次，重复2
～3组，组间间歇30秒

背部挺直

身体呈站姿，双脚分开
与肩同宽，双手自然置
于身体两侧。

双脚分开与肩
同宽

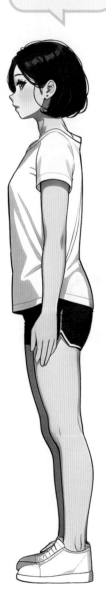

这个训练可以有效地加强髋关节周围的肌肉，尤其是大腿内侧的肌群；同时，它有助于提升平衡感和核心稳定性。

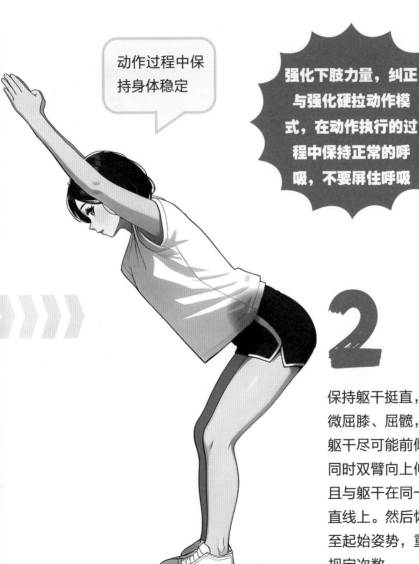

动作过程中保持身体稳定

强化下肢力量，纠正与强化硬拉动作模式，在动作执行的过程中保持正常的呼吸，不要屏住呼吸

2

保持躯干挺直，略微屈膝、屈髋，使躯干尽可能前倾；同时双臂向上伸直且与躯干在同一条直线上。然后恢复至起始姿势，重复规定次数。

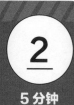

自我缓解膝关节前侧慢性疼痛

哑铃深蹲训练

 训练时间

每组8~10次，重复2~3组，组间间歇30秒

不要耸肩

保持上半身挺直，收紧核心肌肉

1

身体呈站姿，双脚分开与肩同宽，双手各持一只哑铃垂直放于身体两侧。

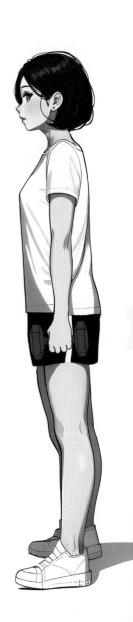

2

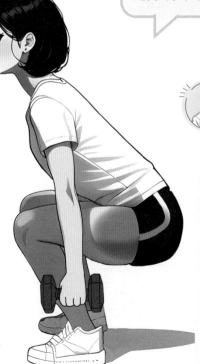

保持躯干挺直，屈髋、屈膝，下蹲至大腿与地面平行，双臂随下蹲动作自然下落。恢复至起始姿势，重复规定次数。

重复进行深蹲动作，控制动作的幅度和速度，确保稳定性和正确的技术

缓慢屈膝，臀部向后推，保持脚尖与膝关节在同一方向

哑铃深蹲是一种强调下半身肌群的有效训练方法。哑铃深蹲可以有效锻炼大腿肌肉，臀部、腰背等多个肌群，提高下半身的力量和稳定性。确保使用适当的重量和正确的姿势，避免关节过度负荷。

自
我
缓
解
膝
关
节
外
侧
慢
性
疼
痛

90-90 呼吸训练

 训练时间

每组8~10次，重复2
~3组，组间间歇30秒

髋关节、膝关节均呈90度，仰卧，小腿放在椅子上，双手放在腹部两侧。用鼻子缓慢吸气。

鼻子吸气约4
秒，腹部隆起

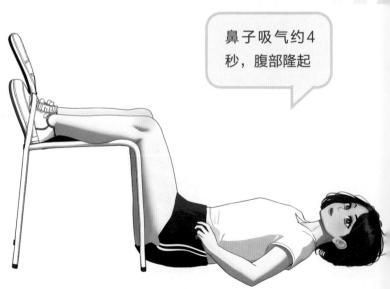

90-90 呼吸训练是一种常见的呼吸和康复训练方法，用于改善呼吸模式、增强核心肌肉、调整脊柱姿势等。它主要基于仰卧位姿势，可以在地板上或者瑜伽垫上完成。

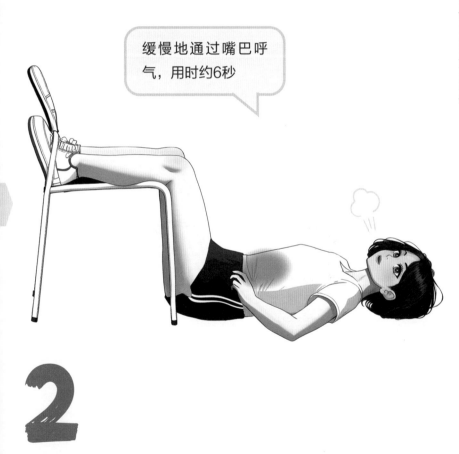

缓慢地通过嘴巴呼气，用时约6秒

2

用嘴巴缓慢呼出气体，同时收缩腹部，尽量让气体吐干净。呼气过程用时约6秒。

自我缓解膝关节外侧慢性疼痛

泡沫轴滚压大腿外侧训练

 训练时间

每侧、每组30~60秒，
重复2~3组

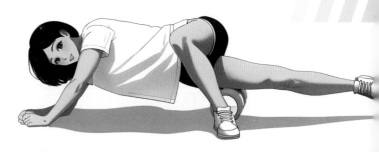

激活并放松大腿外侧肌群，促进膝关节周围软组织功能恢复

1

身体呈右侧卧姿势，右臂屈曲、左臂伸直，用右前臂和左手支撑地面，右腿伸直，泡沫轴置于右侧大腿下方，左腿屈曲支撑于右腿前侧。

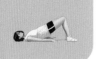

泡沫轴滚压大腿外侧训练有助于缓解肌肉紧张、提高肌肉柔韧性，并促进局部血液循环。这种自我按摩可以在锻炼前后进行，也可以作为日常的放松和康复手段。

缓慢滚动泡沫轴，沿大腿外侧的方向移动。注意要控制滚动的速度，特别是在发现紧张或敏感点时。

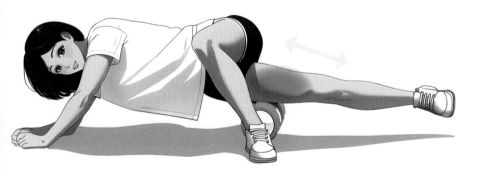

2

双臂和左脚推地带动身体移动，使泡沫轴在右侧大腿外侧处来回滚动。滚动至规定时间后，换另一侧进行该动作。

自
我
缓
解
膝
关
节
外
侧
慢
性
疼
痛

弹力带拉伸大腿外侧训练

训练时间

每侧、每组20~30秒，重复2~3组，组间间歇30秒

> 保持大腿的拉伸感

身体呈仰卧姿势，左腿屈髋向上伸直，弹力带一端绑在左脚上，双手拉住弹力带另一端，使弹力带具有一定张力。

> 保持深长的呼吸，有助于在拉伸时放松肌肉

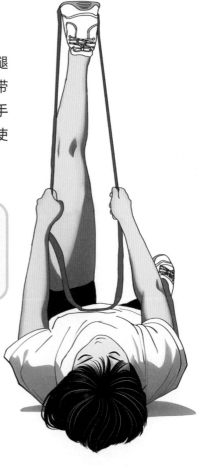

弹力带拉伸大腿外侧训练可以有针对性地拉伸大腿外侧的肌群。这有助于提高肌肉的柔韧性，减轻紧张感，并可以在运动前后进行，以促进肌肉的准备和康复。

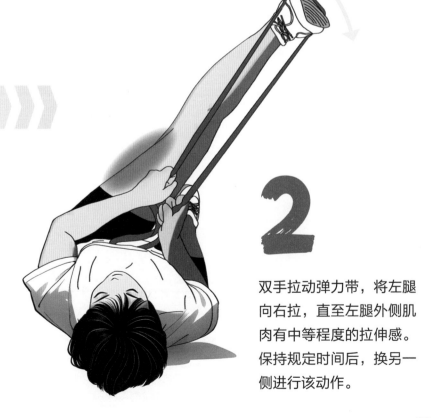

2

双手拉动弹力带，将左腿向右拉，直至左腿外侧肌肉有中等程度的拉伸感。保持规定时间后，换另一侧进行该动作。

自
我
缓
解
膝
关
节
外
侧
慢
性
疼
痛

站台阶单侧提髋训练

⏱ **训练时间**

每侧、每组8～10次，重复2～3组，组间间歇30秒

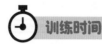

双手叉腰，右脚单脚站立于箱子（或台阶）边缘，左脚悬空，左髋下沉。

双手叉腰，保持身体稳定

训练腿放在台阶上，另一侧腿悬空

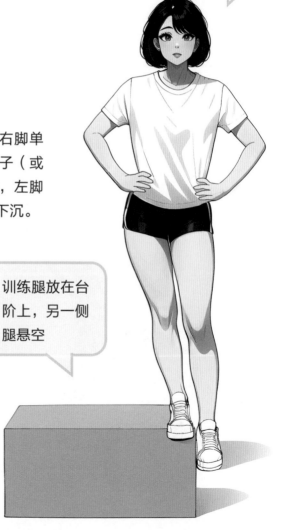

这个训练有助于提高单侧髋部的力量和稳定性，同时也能够强化臀部肌肉。确保动作流畅、稳定，并避免使用过高的台阶，以减小对膝关节的压力。

用站在台阶上的腿的力量，将髋部向前推起

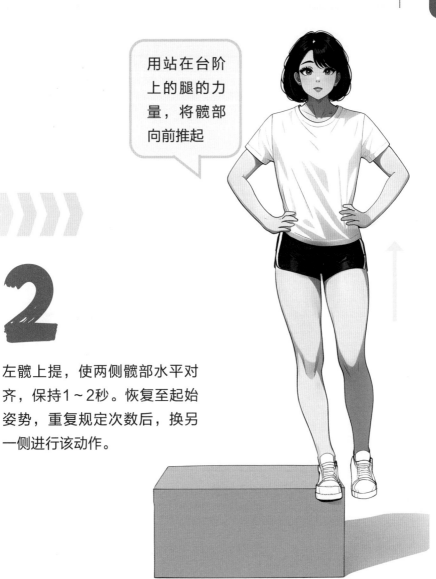

2

左髋上提，使两侧髋部水平对齐，保持1~2秒。恢复至起始姿势，重复规定次数后，换另一侧进行该动作。

自我缓解膝关节外侧慢性疼痛

弹力带深蹲训练

🕐 **训练时间**

每组8～10次，重复2～3组，组间间歇30秒

上半身挺直，弹力带固定在双腿上

身体呈站姿，弹力带套在小腿上方靠近膝关节的位置，双脚分开略大于肩宽，使弹力带具有一定张力，双臂自然下垂。

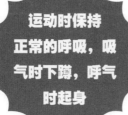

运动时保持正常的呼吸，吸气时下蹲，呼气时起身

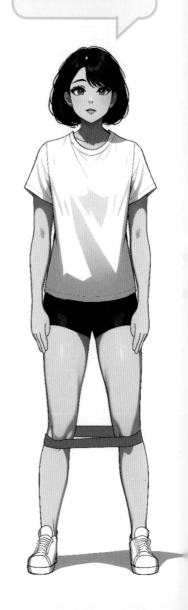

弹力带深蹲训练可以有效加强下半身肌肉，特别是臀部和腿部的肌群。这种训练有助于提高力量、增强稳定性，并可以在任何地方进行。确保选择适合自己的弹力带阻力值和合适的训练强度，并在进行新的锻炼计划之前咨询医生或专业教练的建议。

2

屈髋、屈膝，下蹲至大腿平行于地面，同时双臂前平举。恢复至起始姿势，重复规定次数。

缓慢屈膝，使臀部向后推，同时确保脚尖与膝关节在同一方向。弹力带会提供额外的阻力，增加训练强度

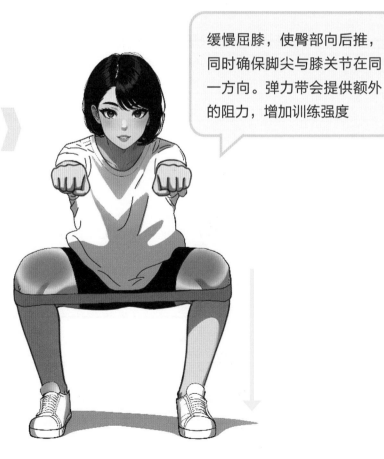

自我缓解膝关节外侧慢性疼痛

哑铃侧向弓步训练

⏱ 训练时间

每侧、每组8~10次，重复2~3组，组间间歇30秒

身体呈站姿，双脚并拢，双臂于身体前侧伸直。双手各握一只哑铃位于身体前侧。

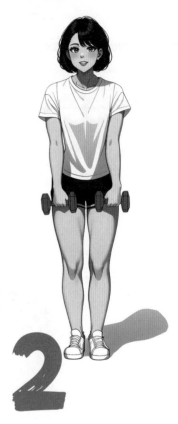

右腿向右侧迈步，同时屈髋、屈膝下蹲至右大腿与地面平行且左腿完全伸直，保持1~2秒。恢复至起始姿势，重复规定次数后，换另一侧进行该动作。

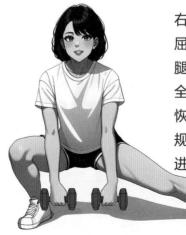

养成好习惯，和膝痛说拜拜

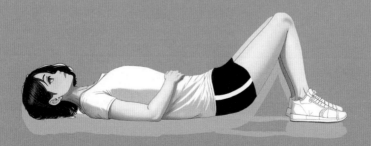

膝痛时选择热敷还是冷敷

冷敷

在受伤后 24 ～ 72 小时内的急性期，适宜用冷敷，可以减少组织炎症反应。建议每次冷敷 15 ～ 20 分钟，每次间隔至少 2 小时，每天冷敷 3 ～ 4 次即可。

冰袋或冰敷包可以帮助收缩血管，减轻炎症和肿胀，并且可以减轻疼痛

冷敷常用工具包括：一次性水袋、硅胶水袋、冰水混合物、冰疗机

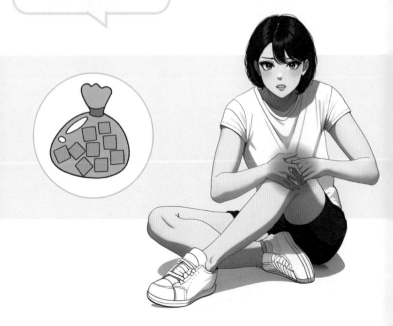

热敷

　　非急性期的慢性损伤或炎症，尤其是劳累性、退变性损伤，适宜用热敷。热敷时间每次 15 ~ 20 分钟。注意，热敷不适用于皮肤破溃处、皮疹处和伤口。

热敷常用工具包括毛巾和热水袋，热水袋可以先用毛巾包住（可帮助吸收汗水并避免灼伤）

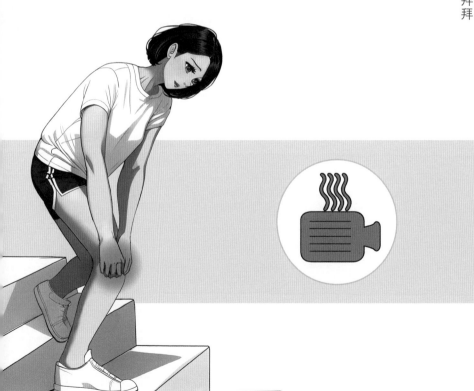

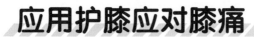
灵活应用辅具以减少疼痛

应用护膝应对膝痛

当我们面临膝痛的问题时，为了确保身体能够舒适地运动，同时避免进一步加重病情，护膝成了不可或缺的选择。但是，如何正确选择和使用护膝呢？

● 护膝的作用

护膝是一种辅助性的商品，旨在对膝关节提供支撑和保护。它们有助于减轻疼痛、稳定关节、改善血液循环，以及降低运动中的受伤风险。护膝通常被人们用于缓解膝痛、关节炎、韧带损伤等状况。

● 护膝的类型

护膝可以分为不同类型，包括硬质护膝和布质护膝。硬质护膝通常由金属或塑料板状支撑物构成，用于更严重的膝关节问题，如关节退化或明显的肌肉萎缩。布质护膝则具有保温效果，适用于轻度至中度的膝痛，可以改善血液循环。

板状支柱护膝

板状支柱护膝是一种通常被医院用来治疗膝痛的器械。其要在医生的指导下使用。这种护膝两侧有板状的支柱，以保证膝关节活动时的稳定性，一般在膝关节炎初期时使用。

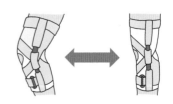

柔软的布质护膝

布质护膝主要以保温为目的，适用于轻症的膝关节疼痛，在药店就可以买到。布质护膝有的具有远红外线效果，有的具有温热效果，种类很多。

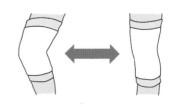

● 如何选择护膝

选择适合的护膝取决于你的具体需求和医生的建议。确保选择合适尺寸的护膝，以免过紧或过松。布质护膝通常会提供不同的保温效果，可以根据个人喜好和症状选择。

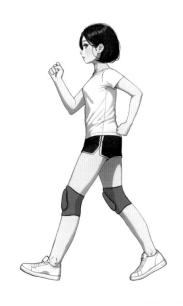

正确佩戴和使用护膝是至关重要的。请遵循制造商的说明或医生的建议，以确保护膝发挥最佳效果。不要滥用护膝，还要避免长时间佩戴护膝，以免导致肌肉萎缩。

拐杖在手，缓解走路疼痛

合理、有效地使用拐杖对于缓解膝关节疼痛以及保持身体活动至关重要。尽管简单的步行可以促进各种身体功能，预防体重增加，并降低膝痛的风险，但实际情况是，当膝痛发作时，甚至走路都会非常困难。在这种情况下，拐杖可以真正发挥辅助步行的作用。使用拐杖行走时，体重会分散到三个支点上，从而减轻双下肢的负担。

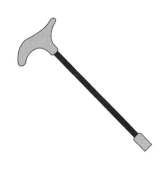

灵活应用辅具以减少疼痛

● 使用拐杖的技巧包括以下几点

拐杖应该由疼痛一侧下肢的对侧手拿着，同时与疼痛一侧的下肢一起向前迈进。这种步行方式可以让膝痛者感到更加轻松。

拐杖的前端应距离脚尖前方 15 厘米、外侧 15 厘米，同时手腕要屈曲 30 度，手握的部分应在大腿根部位置。拐杖的长度不应过长或过短，适当调整非常重要，最好是在医生的建议下使用。

对于一些人来说，可能会很抵触使用拐杖。然而，现在有多种类型的拐杖可供选择，包括时尚的拐杖，适合年轻人使用。市场上有各种类型的拐杖，包括 T 形和反 L 形拐杖，这些拐杖都具有轻便易用的特点。如果需要更稳定的支持，可以选择带有腕部固定的拐杖。

最重要的是，不要因为使用拐杖而感到不好意思。拐杖是为了帮助你恢复行走能力，减轻疼痛和提高生活质量。不要让尴尬妨碍你继续进行日常活动。积极使用拐杖，养成活动身体的习惯，是膝痛者改善健康状况的关键。

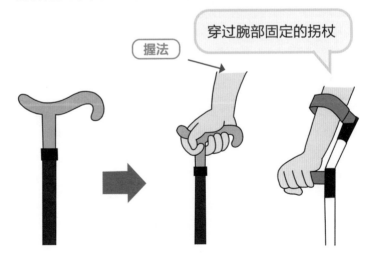

穿过腕部固定的拐杖

握法

步行方法①疼痛不强烈的时候

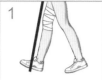

1　疼痛一侧的下肢和拐杖同时迈出

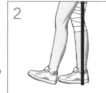

2　不痛一侧的下肢迈出

疼痛一侧下肢对侧的手持拐杖

步行方法②疼痛强烈的时候

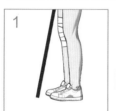

1　拐杖先迈出

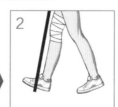

2　疼痛一侧下肢迈出

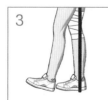

3　不痛一侧的下肢迈出

上台阶的时候拐杖先迈出，然后迈出不痛一侧的下肢，最后迈出疼痛一侧的下肢。下台阶时拐杖先迈出，然后迈出疼痛一侧的下肢，最后迈出不痛一侧的下肢。

日常生活中避免膝关节疼痛的方法

改变睡姿远离膝痛

当你发生膝痛的时候，睡觉的姿势和床垫的选择可以帮助你获得更加舒适的休息。

● 侧卧

侧卧是膝痛者的良好选择。试着将腿轻轻弯曲，将一个坐垫或枕头放在两个膝关节之间，以减轻膝关节之间的压力。这种姿势可以帮助脊柱保持自然曲度，并减轻膝关节的不适感。

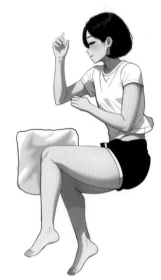

● 仰卧

如果你更喜欢仰卧，可以尝试将膝关节稍微弯曲，或者在膝关节下面放一个坐垫，以提供额外的支撑。

● 避免俯卧

在俯卧位时，膝关节会受到过度的压力，这可能会导致更加不适。应尽量避免这种睡姿。

● 选择合适的床垫

床垫的硬度要适中，不要太硬，也不要太软。过硬的床垫可能会导致膝关节不适，而过软的床垫则不能提供足够的支撑。

● 枕头高度

选择一个高度适中的枕头，以确保头部和颈部得到舒适的支撑，同时可以保持脊柱的自然曲度。

● 腿部抬高

有时将膝关节以下的腿部抬高可能会减轻膝关节疼痛。你可以使用一个小垫子或枕头来抬高腿部。

(仰卧位的时候)　身体下沉约 3 厘米是最合适的

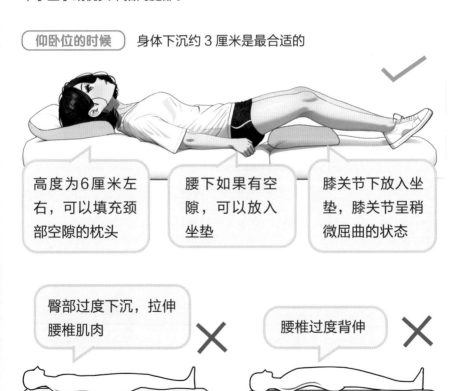

高度为6厘米左右，可以填充颈部空隙的枕头

腰下如果有空隙，可以放入坐垫

膝关节下放入坐垫，膝关节呈稍微屈曲的状态

臀部过度下沉，拉伸腰椎肌肉

腰椎过度背伸

睡觉时需要保持脊柱 S 形生理弯曲，因此必须选择合适的床上用品。

日常生活中避免膝关节疼痛的方法

家务活动中避免膝痛的方法

日常在做家务活动时，膝关节承受着相当大的压力。本部分内容将介绍一些实用的方法和技巧，帮助你在打扫、洗涤、烹饪等家务劳动中保护膝关节，避免疼痛的发生。

● 预防措施

穿着合适的鞋子：选择有良好支撑和缓震功能的鞋子，减少硬地面对膝关节的冲击。

加强膝关节周围肌肉：定期进行腿部力量训练，增强膝关节稳定性和支撑力。

保持适当体重：减轻体重可以显著减少膝关节承受的压力。

● 正确的姿势和动作

避免长时间单一姿势：长时间保持同一姿势（如蹲下、跪着）会增加膝关节的负担。应定期改变姿势或进行休息。

使用膝关节保护垫：在需要跪着工作时，使用膝关节保护垫可以减少地面硬度对膝关节的直接冲击。

正确弯腰和抬举物品：弯腰时膝关节微屈，用腿部力量而非腰部力量抬起物品，可以减少膝关节负担。

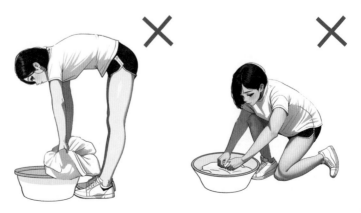

● 家务活动中的技巧

清洁和打扫：使用长柄工具（如拖把、吸尘器），以减少蹲下和弯腰的次数。

洗涤衣物：使用前置式洗衣机和烘干机，避免蹲下和弯腰提取衣物。

烹饪和厨房工作：保持工作台和灶台在适当高度，以减少弯腰和伸展的需求。

坐式家务活动：在可能的情况下，选择坐着完成家务活动，如熨烫、折叠衣物等。

● 使用辅助工具

购物车和滑轮系统：搬运重物时使用购物车或滑轮系统，以减少对膝关节的直接压力。

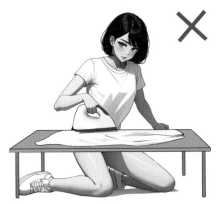

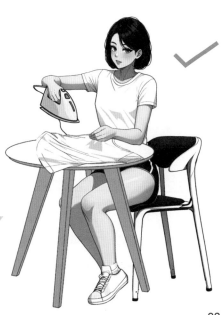

为了不让身体向前倾斜，姿势不稳定，使用熨斗桌坐在椅子上进行熨烫

第 4 章

养成好习惯，和膝痛说拜拜

日常生活中避免损伤膝关节的动作

日常生活中很多看似无害的动作可能会对膝关节造成伤害，尤其是当重复进行这些动作或不正确地执行动作时。下面是一些可能会对膝关节造成潜在伤害的日常动作。

● **长时间站立**

长时间站立会增加膝关节的负担，尤其是在硬地面上长时间站立时。

● **频繁上、下楼梯**

频繁地上、下楼梯会对膝关节产生较大的冲击力，特别是下楼梯时，膝关节承受的压力会增加。

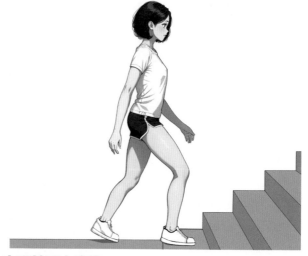

● **在硬地面上跑步**

在硬地面上跑步会增加膝关节和周围组织的冲击力，可能导致膝关节损伤。

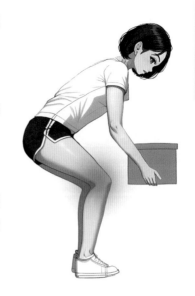

- **重复的弯曲和扭转动作**

  在日常工作或运动中，重复弯曲和扭转膝关节可能会导致膝关节过度使用损伤。

- **错误的蹲下或起立姿势**

  不正确的蹲下或起立姿势会增加膝关节的负担，尤其是膝关节超过脚尖时。

- **搬重物时腿部使用不当**

  搬运重物时腿部使用不当，比如弯腰而不是用腿蹲下来搬重物，会对膝关节造成不必要的压力。

- **穿着不合适的鞋子**

  穿着高跟鞋或其他不能提供足够支撑的鞋子会改变行走方式，增加膝关节负担。

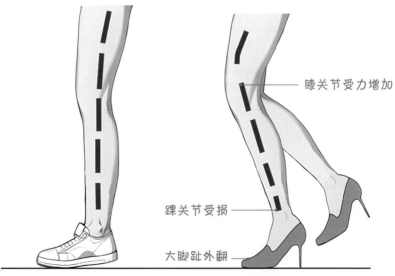

膝关节受力增加

踝关节受损

大脚趾外翻

穿平底鞋时正常的膝关节   **穿高跟鞋时被改变的膝关节**

膝痛治疗小贴士

问题 1

当膝痛发作后，是否可以立刻泡温泉?

不建议立刻泡温泉。在膝痛发作时，应该首先采取冷却措施并保持冷静。应该等症状缓解后再考虑泡温泉，对于慢性膝关节疼痛的患者，泡温泉是有益的。

问题 2

膝痛时进行按摩，有哪些宜忌?

宜——使用轻揉法按摩，但不要直接触及疼痛部位。

忌——长时间按摩或过大的按摩力度。

问题 3

如何选择合适的鞋子来减轻膝关节负担?

宜——选择不会给膝关节造成过度压力的宽松鞋子。

忌——穿高跟鞋。

问题 4

如何在躺着时缓解膝关节疼痛?

宜——可以缓解疼痛的方法包括抱住膝关节、膝关节左右运动等。

忌——膝关节过度弯曲。

如何通过日常小习惯来减轻膝关节负担?

宜——可以通过一些日常小习惯,例如以正确姿势步行、选择便于行走的鞋子、不要走路太匆忙来减轻膝关节负担。

忌——过度锻炼或活动,增加已经疼痛的膝关节的负担。

在做家务时,如何通过调整姿势来减轻膝关节负担?

宜——可以在洗碗时将一只脚踏在小凳子上,或者在晾衣服时将衣盆放在椅子上,或坐在椅子上整理衣物。

忌——频繁弯腰,左、右侧膝关节动作不平衡。

运动前应该怎样准备,以避免膝关节疼痛的发生?

宜——在运动前进行热身运动,选择适合的运动器械,以减少对膝关节的冲击。

忌——忽视准备活动和选择了不适合的运动器械,长时间快走,增加膝关节的磨损。